CHIMIOTHÉRAPIE

PRÉCIS

DE

CHOLÉRAOLOGIE

OU

LE CHOLÉRA DÉVOILÉ, PRÉVENU ET GUÉRI

PAR LA

CHOLÉRISATION

PHYSIOZONOGÉNIQUE

PAR

LE PROFESSEUR JOANNE

PARIS

A L'OFFICE MÉDICAL ET PHARMACEUTIQUE DE FRANCE

3, RUE GUÉNÉGAUD

1855

AUX MÉDECINS

Nous sommes parvenu, au bout de six ans d'étude, de recherches et d'expérimentations dans les principales provinces de France et en Algérie, à pénétrer le mystère de la véritable nature du choléra, à découvrir la cause qui le produit et l'antidote de cette redoutable maladie.

Nous publions aujourd'hui un résumé de nos travaux.

Les innombrables victimes que le choléra a faites cette année, sans qu'il ait été possible à la médecine, dans l'incertitude et l'ignorance où elle s'est trouvée de sa nature et de ses causes, de les arracher à la mort, doivent, Messieurs, vous conseiller l'examen de notre doctrine, et vous faire tenter l'essai de l'antidote que nous venons vous offrir pour arrêter les progrès de l'épidémie.

Nous espérons que, devant de si grands malheurs, vous voudrez bien, sur votre expérience personnelle de l'efficacité de notre méthode, sacrifier votre opinion à la nôtre dans l'intérêt des populations, de votre famille et de vous-même, pour acquérir un droit éternel à notre reconnaissance et à celle plus flatteuse pour vous de l'humanité.

I

PROLÉGOMÈNES

DE LA VIE ET DE LA MORT, DE LA SANTÉ
ET DE LA MALADIE EN GÉNÉRAL

AXIOMES PHYSIOLOGIQUES

1° La vie est l'ordre, le nombre, la figure, l'élément et l'attraction qui produit le mouvement, qui unit les atomes que la mort sépare.

2° L'ordre est la disposition et la classification des atomes de même figure, de même élément, dans un nombre d'atomes formant une espèce au sein d'un organe en rapport avec d'autres atomes constituant un composé différent.

3° Le nombre est la quantité et la qualité des éléments dans l'aggrégation des atomes.

4° La figure est le changement de la forme primitive et naturelle des atomes séparés, mais réunis par l'impulsion des éléments qui leur sont propres.

5° L'élément est la cristallisation du principe vital invisible sous une forme sensible à la matière organisée.

6° L'attraction, qui est le résultat de cette cristallisa-

6

tion, est le double mouvement des atomes en présence des éléments.

7° Le mouvement constitue la vie.

8° La vie se compose de deux principes qui se modifient l'un et l'autre indéfiniment.

9° L'esprit mortel et l'âme divine.

10° L'esprit mortel préside aux fonctions de la vie animale et de la vie végétative dans les phénomènes physiques chez les êtres organisés. Il a pour moteurs quatre éléments : le carbone, l'hydrogène, l'azote et l'oxygène.

11° L'électricité vitale, ou l'influx nerveux, est l'union intime et la condensation de ces quatre éléments sous une forme impondérable. C'est l'attraction atomistique élevée à son summum de densité physiologique, se révélant par la lumière dans le regard et le rayonnement interne et externe du calorique. En d'autres termes, l'électricité vitale est une condition d'être naturelle à la matière et aux corps organisés qui leur donne le mouvement qui développe la chaleur, et qui dans un juste équilibre constitue la santé dans la vie.

12° L'âme divine est l'incarnation dans la matière purifiée de l'esprit mortel, d'un rayon de l'âme universelle dont l'essence est Dieu.

13° C'est l'intelligence et le sentiment.

14° L'âme divine étend son influence sur toutes les sensations de l'organisme. Elle puise dans l'énergie de son essence une puissance de volonté qui dirige l'esprit mortel, mais elle s'évapore et se retire de l'esprit mortel quand ce dernier, qui est l'élément vital de l'être, a perdu l'équilibre d'attraction atomistique qui mène de la maladie à la mort.

15°. La vie a trois périodes :

16° — 1° La période de procréation pendant laquelle l'esprit mortel, uni à l'âme divine, ordonne les éléments qui doivent concourir à former l'ensemble du corps, et prépare les germes fécondés des atomes aux fonctions vitales. Cette période commence à la conception, et dure jusqu'au cinquième mois après la naissance.

17° — 2° La période psycophysiologique où la vie et l'intelligence se développent avec le concours d'un sur-croît de principes réparateurs puisés dans le milieu de leur cercle d'activité. Cette période comprend : la jeunesse, l'adolescence et l'âge mûr; elle commence au cinquième mois, et, dans des conditions spéciales, pourrait se prolonger jusqu'à des siècles; mais dans les limites rapprochées de notre existence actuelle, elle s'arrête entre la trentième et la quarantième année.

18° — 3° La période de réaction qui commence quand s'affaiblit la force de la maturité. Alors les fonctions languissent et se dérangent en essayant d'impuissants efforts contre l'attaque dévorante des éléments extérieurs qui réagissent sur elles. L'élimination graduée du principe vital des atomes, s'opère sans trouver une force de résistance dans l'assimilation nutritive, et l'esprit mortel abandonne avec lenteur sa prison matérielle en allant de la surface au centre, et du centre à la surface. La destruction complète d'un organe essentiel ou seulement d'une partie de cet organe, de même que l'anéantissement général opéré par le temps, sans lésion particulière, nous mènent à la tombe par deux chemins différents.

19° Ainsi la vie est la flamme qu'une étincelle allume, qui s'échauffe d'elle-même, s'élève, étend ses larges ailes dans l'air qui l'alimente, plane quelque temps dans sa plénitude, et retombe, pour ne montrer au regard qui la suivait, qu'un tourbillon de fumée qui disparaît bientôt en ne laissant qu'une cendre inerte que le souffle qui l'attise refroidit plus rapidement.

20° Mais, comme la flamme qu'une main vigilante peut faire flamboyer longtemps en alimentant son foyer, la vie peut se conserver dans l'éclat de sa maturité par l'hygiène, l'assimilation nutritive et l'influence des éléments réorganisateurs des atomes menacés de destruction, de manière à conserver au corps l'équilibre général des forces nécessaires à l'état de santé pour prolonger la vie. Cela seulement lorsque la science expérimentale, servie par l'inspiration, aura enfin parlé.

21° La maladie n'est donc que le commencement de la mort, puisque l'une et l'autre reconnaissent la même cause. La maladie la plus grave peut se guérir en tant que sa nature et sa cause seront connues ; la mort naturelle, qui n'est qu'une maladie générale de l'organisme, peut, la science aidant, et ses causes naturelles étant reconnues, opposer également au trépas un remède capable de l'éloigner.

22° La maladie est le dérangement et la mort partielle des principes constitutifs de tout ou de partie d'un organe ; la mort est le bouleversement général de tous les principes élémentaires de l'être, selon le degré d'exacerbation dans la mort partielle ou totale d'un organe, ou la cessation progressive et unanime du mouvement dans l'ensemble des fonctions.

23° La santé est l'équilibre normal des forces vitales et le jeu régulier et constant de toutes les fonctions.

24° Dès que la maladie apporte un trouble à cet état naturel, la machine humaine se dérange, et chaque rouage organique éprouve un changement qui modifie insensiblement sa force d'action.

Les éléments primitifs des molécules constitutives s'attirent ou se repoussent dans un ordre et un cercle d'activité autres que ceux qui leur sont propres. Des modifications particulières des atomes s'accomplissent; il y a oxydation de la transpiration des corpuscules, et il se produit dans la partie la plus faible ou le plus vivement attaquée par la cause du mal, une désaggrégation des molécules qui engendre leur décomposition et infecte de proche en proche toutes les molécules de l'organe malade, pour s'étendre jusqu'aux fluides vitaux dont l'appauvrissement se révèle à l'œil par l'altération ou la perte des signes extérieurs de la santé. Le mal naît de la perturbation d'un phénomène physiologique opérant une réaction chimique d'où résulte la corruption et la putréfaction; et le second effet de cette première cause donne naissance à l'infinie variété de la cause animée, confondue trop souvent par quelques théoriciens avec la première cause du mal. En d'autres termes, la maladie commence par l'une ou plusieurs des quatre causes distinguées plus loin. L'effet de cette première cause est l'arrêt ou seulement l'irrégularité ou l'épanchement de la circulation nerveuse et sanguine dans la partie affectée. Ce premier effet devenant cause à son tour, trouble le mouvement en rompant l'équilibre d'attraction des atomes les premiers attaqués par le mal : c'est la période d'irritation. Il se dégage beaucoup de chaleur, et les fluides vitaux, en stase dans ces parties, laissant suinter leur eau d'organisation sur l'enveloppe de chaque molécule, cette transpiration se décompose par la fermentation des parties oxydables des atomes à sa portée. Un seul atome, aussi invisible à l'œil nu que le point mathématique, sous l'influence du moindre désordre physiologique, se trouve isolé des atomes voisins

et forcé de garder à l'état latent l'élément positif ou né-
gatif de son attraction propre, lequel finit toujours par
trouver une affinité avec les produits modifiés de la substance organique de l'atome dont il change l'action et
qu'il dévore. C'est la désorganisation bornée à l'unité du
nombre qui peut se propager de point en point, d'atome
en atome, jusqu'aux dernières progressions des molécules, des particules et des espèces dans l'organe, et des
organes dans l'être. C'est l'étincelle qui ira embraser
le monde, si le plus léger souffle ne l'éteint à temps.
L'irritation marche, monte, roule ses vagues de feu à
travers les flots paisibles de la circulation dont la partie
fusible lui sert d'aliment et dont le trouble se trahit par
la douleur. Une autre phase s'accomplit dans l'organe
attaqué : il y a oxydation de l'albumen des globules,
cristallisations graisseuses sur les capillaires, concrétions sur les trajets musculeux et les rameaux nerveux,
puis dégénération des corpuscules à l'état de globules de
pus : c'est la période d'inflammation qui se termine par
la suppuration et la désorganisation progressive de l'a-
tome dans la molécule, de la molécule dans la particule,
de la particule dans l'espèce, de l'espèce dans l'organe,
de l'organe dans l'être, de l'être dans la vie. Et, comme
la vie engendre la mort, la mort engendre la vie. Le ré-
sidu organique inoxydable de chaque atome incinéré,
cette cendre inerte laissée par la flamme destructive du
mal, échappant aux lois générales de l'organisme dans
l'être, devient le germe d'un autre être. Alors ont lieu
au sein de l'organe souffrant, l'éclosion et la pullulation
effrayante des animalcules microscopiques, ou pyozoai-
res, visibles dans l'examen du pus, l'infection générale
des fluides, et le développement de fausses membranes
et de superfétations anormales produits de leur action

désorganisatrice et de leur mort. De là les beaux résultats obtenus par quelques praticiens, souvent sans connaissance de cause, par l'usage interne et externe des
toxiques minéraux, dont l'action est plus durable que
celle de leurs succédanés végétaux, et qui tuent la cause
animée qui propage le mal et étend l'infection, laquelle
n'est jamais qu'assoupie par les autres moyens, ce qui
produit le retour de tant d'affections que l'on avait cru
guéries, de là encore les effets remarquables de l'administration des médicaments dissolvants et fluidifiants
pris à des doses agissantes, dans des conditions favorables
d'hygiène, et simultanément avec ces premiers.

II

NATURE ET CAUSES DU CHOLÉRA

De l'application de ces principes sommaires à la découverte de la nature et de la cause de la maladie qui nous occupe, il n'y avait qu'un pas.

Nous sommes malades par quatre causes :

1° Par les émotions morales imprimant des secousses perturbatrices au système nerveux ;

2° Par les variations de température du milieu dans lequel nous vivons ;

3° Par l'intoxication de l'air, le défaut de lumière et l'insuffisance ou la mauvaise qualité de l'alimentation ;

4° Par un contact contagieux et les coups et blessures internes et externes.

De ces quatre causes prédisposantes et déterminantes de nos maladies, le choléra se rattache aux trois premières.

Et, en effet, laissant de côté les hypothèses des impuissantes théories publiées jusqu'à ce jour, qui ne comptent de rares succès que dans les signes précurseurs de la maladie, nous ne craindrons pas d'avancer que la symptomatologie du choléra indique assez qu'il dérive de ces trois causes à la fois, et que ce n'est plus par des discussions scientifiques dépourvues de logique, mais par des expériences chimico-physiologiques partant de ces trois principes, qu'il faut chercher à répandre la lumière sur sa nature et sur ses causes. L'analyse raisonnée donnant des faits positifs doit nous guider. La marche de la chimie et l'impulsion qu'elle a imprimée à la médecine dans notre siècle ont planté les jalons indicateurs dans le champ des découvertes. Nous avons voulu sonder cette partie non explorée du terrain ; nous avons creusé ce sol inculte pour interroger ses entrailles, et, après six ans de bouleversements, d'études et de pénibles labeurs, cette terre aride est devenue féconde entre nos mains. Les fruits qu'elle a déjà portés semblent promettre pour l'avenir un nouvel Éden à l'humanité. Qu'ils puissent dans le présent étancher cette soif de l'inconnu qui la tourmente, et la prémunir contre le plus terrible des fléaux, et nous serons largement récompensé de nos peines par la consolante pensée du bien que nous aurons pu faire. -

L'atmosphère qui nous fait vivre devrait constamment être composée de 79 parties d'azote et de 21 parties d'oxygène à l'état de mélange et non de combinaison ; dans cette condition et celle d'une température calme et à peu près régulière dans le passage d'une saison à l'autre, notre longévité durerait des siècles ; cette condition est malheureusement impossible. L'air que nous respirons, qui est notre premier aliment, devient chaque jour moins propre à entretenir notre santé au fur à mesure que le monde avance en âge et que le genre humain se développe. La respiration de l'homme et des animaux atteignant un plus grand nombre d'individus, et le règne végétal pour servir à nos besoins s'affaiblissant proportionnellement, la somme d'acide carbonique exhalé au dehors par la respiration humaine, n'est plus absorbée en aussi forte proportion que dans

le passé par les végétaux, et la somme d'oxygène, ver-
sée par eux dans l'air, tend également à diminuer.
La vie végétale n'est plus le juste contrepoids nécessaire à la vie animale : l'équilibre des grandes forces
motrices de la nature diminue et tend à se rompre depuis mille ans, si l'on n'y porte remède. Ce progrès
n'est pas sensible pour une génération, voire même pour
un siècle, mais on en voit la preuve éloquente par l'invasion des maladies épidémiques et l'apparition de fléaux
jadis inconnus. Tout se relie et s'enchaîne dans le grand
œuvre de la nature ; la faiblesse ou la rupture d'un seul
anneau suffit pour apporter un trouble général dans la
création. La cause première, indispensable à la santé et
à la vie de l'homme est la respiration. Quels phénomènes physiologiques s'accomplissent dans cet acte ? L'air,
introduit dans le poumon et mis en contact avec le sang
amené par les capillaires, opère une simple combinaison chimique ; l'acide zootique formé dans le paren-
chyme pulmonaire, où il existe libre et combiné à la
soude, réagit sur le carbonate de soude du sang, et en
déplace l'acide carbonique, qui, devenu libre, est exhalé
par l'expiration. C'est à tort, selon nous, qu'on a prétendu que, dans l'acte respiratoire, tout l'oxygène de
l'air introduit dans le poumon y opérait une combustion et passait dans le sang. Il n'y a pas de combustion
possible dans le poumon sans désorganisation de ce
viscère. La proportion d'oxygène absorbée n'est pas sensible ; l'air expiré en contenant presque autant qu'avant
l'aspiration. La seule modification que l'expérience ait
observée dans l'air pris à la sortie du poumon, est la
plus ou moins forte quantité d'acide carbonique, qui,
nous le répétons, est produit par la réaction de l'acide
zootique pulmonaire sur le carbonate de soude du sang.

L'état de santé ou de maladie, de force ou de faiblesse modifie singulièrement la quantité d'acide carbonique exhalé. Une partie du carbone de l'acide carbonique versé dans l'atmosphère est absorbée, l'autre est portée par les courants électriques dans les hautes régions d'où il ne tarde pas à redescendre après avoir été décomposé. L'air ambiant pur subit alors une première altération causée par le carbone dont il est lentement sursaturé, et devient insensiblement moins propre à la conservation de la santé et à l'entretien de la vie. Si, d'un autre côté, nous tenons exactement compte des produits de toutes les décompositions et de toutes les transformations qui se font à la surface du globe, nous verrons surtout que la putréfaction animale fournit un grand nombre de gaz malfaisants, dont le plus délétère, par son importance chimique et physique sur la nature organique et inorganique, est l'acide phosphoreux dégagé des combinaisons du phosphore en présence de l'oxygène humide, qui produit une singulière modification allotropique de l'oxygène, un oxygène oxygéné et un sur-oxyde d'hydrogène, qui, dans certaines conditions, joue le premier et le plus terrible rôle dans la météorologie morbifique. Ce nouveau corps, peu ou mal étudié jusqu'ici, et connu des chimistes par quelques-uns de ses effets, a reçu le nom d'*ozône*. C'est lui qui se dégage dans les perturbations électriques de l'atmosphère, par une subite transformation des principes volatils gras émanés de la terre, qui s'y trouvent condensés, et par le dérangement particulier des molécules élémentaires de l'air et de tous les autres composés bizarres que le temps et le hasard ont formés dans la nature. C'est en accomplissant les phases de ses nombreuses métamorphoses, entraîné par le nombre et la force de cohésion de ses molécules, que l'ozône promène par intervalle sa marche dévastatrice à travers les continents, frappant de mort les cités et les individus dont la situation et l'organisation particulière ne peuvent le neutraliser. Car nous avons reconnu par l'étude géologique des villes et les observations cliniques, qu'une population habitant une localité dont la composition de l'air et du sol tiendrait en combinaison l'antidote de l'ozône, serait épargnée par le fléau, comme dans le nombre des individus frappés par l'épidémie, celui-ci, grâce à la nature chimique des principes constitutifs de son être, sera épargné de préférence à celui-là n'offrant pas la même résistance au poison par le défaut d'un antidote latent dans son organisation.

L'ozône se produit principalement des gaz que dégage la putréfaction animale, des exhalaisons des eaux croupissantes et des immondes cloaques de nos cités, de la réaction de l'oxygène et des acides de l'air sur plusieurs substances minérales et sur les détritus végétaux contenant des phosphates, et par le dégagement d'acide phosphoreux qu'entraînent la fabrication et l'emploi des innombrables produits de l'industrie servant à nos besoins. L'ozône peut se former dans le corps d'un homme par l'infection des fluides, quand elle a pour cause la fermentation par l'abus du sucre et l'usage d'une nourriture féculente, le défaut de saturation des humeurs, certains désordres organiques, et certaines concrétions morbides des systèmes osseux et musculaires faisant naître un dérangement nerveux favorable à la production de ce redoutable agent morbide. Il est des organisations qui attirent, absorbent et engendrent l'ozône; il en est d'autres qui le repoussent, le divisent et le neutralisent : cette dernière s'acquiert par la cholérisation.

Par une mystérieuse affinité physique, l'ozône de l'air, à certaine dose, respiré par un individu sain, ayant les fluides et le système nerveux en parfait état de santé, formera avec les sels du sang un composé d'acide hydriodique d'une action bienfaisante plutôt que nuisible, tandis que l'ozône respiré par un individu en apparence également sain, dont l'état d'exaltation nerveuse, quelle que soit son origine, troublera constamment l'état naturel des fluides, aura prise sur les organes de ce dernier, en se combinant en excès avec les molécules élémentaires des muqueuses de l'estomac et des intestins, sous l'influence de décharges nerveuses réitérées. Semblable en cela aux autres toxiques, l'ozône, selon la dose et l'état organique des êtres, fait la santé ou la maladie. L'action électrique qui le produit dans l'atmosphère, et le trouble nerveux qui l'engendre dans l'économie, sont salutaires quand ils se font régulièrement, dans la mesure des forces catalytiques de la nature physique et de l'économie animale ; mais, quand le moindre désordre s'y passe, l'excès d'ozône condensé qui en est la conséquence devient un principe morbide qui peut engendrer tous les degrés du mal. Une fois l'équilibre rompu, selon la proportion respirée ou engendrée et la disposition organique spéciale déterminante, l'ozône, au minimum d'action, donnera lieu aux variétés symptomatologiques des affections épidémiques des organes de la respiration, ou des fièvres pernicieuses, et à son summum d'activité délétère, déterminera la marche lente ou précipitée de l'effrayant cortége pathognomonique de la cholérine et du choléra.

Le choléra est donc l'effet de la respiration ou de la génération en excès de l'ozône, produisant par sa présence dans les différentes parties de l'économie, et selon

2

lé degré de l'idiosyncrasie nerveuse, chimique et idiopathique des individus, cette foudroyante perturbation
des fonctions organiques qui généralement ne se termine
qu'à la mort.

Nous avons dit que l'ozône existe en particulier dans
les couches denses de l'air. On peut le rencontrer partout, et les parties les plus élevées de l'atmosphère
comme les plus basses en contiennent. Toutefois, c'est
dans les parties humides et dans les endroits peu élevés
au-dessus du niveau des courants d'eau, et dans les
quartiers populeux où se meut agglomorée une population privée de toute condition hygiénique, dont les
exhalaisons de toutes sortes répandent dans l'air les éléments de ce poison, que l'on trouve la plus forte quantité d'ozône. Ici les faits observés confirment nos expériences. Nous voyons, d'après les statistiques officielles,
que la mortalité a toujours fait un plus grand nombre
de victimes dans les parties basses des villes frappées par
le fléau, qui a d'abord exercé ses ravages là où se trou-
vaient rassemblés, dans un espace rétréci, un plus grand
nombre d'individus.

« A Londres, sur 2,783 personnes qui sont mortes
« du choléra dans l'espace de sept semaines, il s'en est
« trouvé 1,706 qui habitaient les parties les plus basses
« de la ville, là où le sol n'est pas à plus de 3 mètres au-
« dessus du niveau de la Tamise. La population de cette
« partie de Londres est de 595,119 habitants. On compte
« que sur 648,619 individus habitant une surface qui
« s'élève de 3 à 12 mètres au-dessus du même niveau, il
« n'en est mort que 705, et sur 1,070,372 habitants
« qui résident à une élévation qui varie de 12 à 115 mè-
« tres, la mortalité n'a été que de 345. Ainsi, dans les
« quartiers les plus bas, il est mort 287 personnes sur

« 100,000; il en est mort 109 dans la région moyenne,
« et 32 seulement sur les points les plus élevés.

« En 1849, le choléra avait commencé ses ravages
« dans le mois de mai, c'est-à-dire à l'époque la plus
« saine de l'année; cette année, le fléau est apparu six
« semaines plus tard.

« Les morts, pendant les sept premières semaines,
« s'étaient graduellement élevés comme suit : 9, 22,
« 42, 49, 124, 152, 339.

« Les progrès de l'épidémie ont été beaucoup plus
« rapides cette année.

« Voici le chiffre des victimes des sept premières se-
« maines : 5, 26, 133, 399, 644, 729 et 847. Il faut
« ajouter à ce dernier chiffre 214 morts de diarrhées. »

L'ozône, nous l'avons dit, peut se produire dans l'atmosphère sous l'influence de causes nombreuses. La partie du globe le plus exposée à le voir se produire en excès, est la contrée où le choléra a pris naissance et sévi longtemps avant de nous visiter.

Tout le monde connaît les curieux phénomènes qui se passent si souvent dans l'Océan indien. La mer, dans ces parages, devient blanche comme du lait, et s'éclaire sur une immense étendue de lueurs phosphorescentes qui se prolongent des nuits entières, et laissent enduits d'un vernis de flamme les innombrables habitants de ses flots.

Ce phénomène ne se produit et ne cesse que par une triple action électrique et catalytique de l'air, de l'eau et du sol, qui dépose dans l'atmosphère des quantités prodigieuses d'ozône qui, dispersées par les vents, sèment la mort sur les rivages voisins et sur les autres continents où elles sont emportées. Mais, dans nos cités, les cimetières, sans contredit, sont le plus vaste foyer d'infection. Toutes les précautions prises et tous les moyens inventés jusqu'ici pour les assainir, ne remplissent qu'imparfaitement ce but. Qui n'a observé, la nuit, ces lueurs phosphorescentes qui planent sur les tombeaux, et que, jadis, la superstition prenait pour des esprits? C'est là que l'ozône se forme par double voie de décomposition : par l'action de la vapeur d'eau et de l'oxygène sur le phosphore et ses congénères qui gisent en quantité énorme dans ces terrains; par la putréfaction de la substance grasse des cadavres fraîchement inhumés, et par la transformation en acide phosphorique de l'acide phosphoreux qui s'en dégage sous l'influence de la chaleur désorganique par la décomposition de l'acide azotique de l'air. Et cependant, dans la majorité des cas, les habitations voisines n'y sont guère plus exposées que les habitations plus éloignées, soit que l'ozône, dans ces cas, trouve dans la nature du sol ou dans la composition élémentaire de l'air de ces lieux un antidote qui le neutralise, ou qu'en se dégageant de ces terrains il s'élève en ligne droite pour se chercher un milieu atmosphérique en rapport avec sa densité pour redescendre en décrivant une parabole qui peut varier par la force et la direction des vents et la situation des pays. Est-ce parce qu'elle brûlait ses morts, que l'antiquité n'a pas connu le choléra? Dans notre conviction, nous répondrons par l'affirmative, certain d'avance que quiconque voudra bien expérimenter se rangera à notre opinion. Nos expérimentations nous ont encore prouvé que la *combustion instantanée* qui dévore souvent les individus abusant depuis longtemps des spiritueux, reconnaît pour cause l'ozône qui se forme dans le corps à la suite de ces abus.

Les molécules alcooliques imprégnant tous les tissus,

s'y trouvent en contact avec les acides du sang; il s'y forme de l'éther à la longue, qui réagit sur les matières grasses et forme, sous l'empire d'une forte vibration d'un grand centre nerveux, une quantité d'ozône qui, par sa combinaison avec l'acide phosphoglycérique, un des produits de la décomposition de la substance in-cristallisable de la graisse du sang, donne lieu à cet étrange phénomène qui embrase soudainement les chairs, les os et les muscles.

Plusieurs maladies épidémiques des voies aériennes n'ont pas d'autre cause que la respiration de l'ozône plus ou moins modifié par son mélange avec d'autres principes morbides, dont le plus fréquent est l'acide azotique formé dans les brouillards et dans l'eau de presque toutes les pluies d'orage par la combinaison de l'oxygène et de l'azote sous l'influence de l'électricité, ou par l'oxydation des principes constitutifs de l'ammoniaque contenu dans l'air atmosphérique. Nous appelons sur ce point l'examen des médecins-chimistes les plus compétents.

La plupart des théories médicales qui ont fait école, reposent sur le terrain mouvant des hypothèses; les observations et les théories que nous publions aujourd'hui, reposent sur des faits que chacun est libre de renouveler en faisant des études approfondies et expérimentales des effets et des causes chimiques et physiologiques.

Les expériences les plus concluantes que nous puissions citer en notre faveur, sont celles que nous allons développer dans le paragraphe suivant.

III

DE L'AUTOCHOLÉRISATION
ET DE LA CHOLÉRISATION PHYSIOZONÉGÉNIQUE

Ayant trouvé l'ozône dans toutes les localités où le choléra a paru et que nous avons pu visiter, il nous est venu dans l'esprit l'idée de nous inoculer cette maladie en produisant chimiquement de l'ozône et en le respirant pour mieux juger de ses effets et en tirer des conclusions à l'appui de nos observations. Nos recherches nous ayant déjà fourni un antidote du choléra asiatique épidémique, nous nous sommes par précaution pourvu d'avance de ce moyen de salut en cas d'accident grave. Notre prudence nous servit bien.

Dans une chambre bien close dont nous avions élevé la température à 25°, nous avons fait dégager chimiquement de l'ozône en mettant dans un ballon de verre une faible quantité d'eau où nous avons fait plonger des bâtons de phosphore de 7 à 8 centimètres de long et du poids de 12 à 15 grammes chacun, dont la partie inférieure seulement était dans l'eau, et la partie supérieure exposée à l'air renfermé dans le ballon non hermétiquement bouché. La chambre était chauffée par un foyer ardent qui entretenait une bassine d'eau en ébullition, dont la vapeur était dirigée de manière à se répandre dans l'appartement pour en rendre l'air chaud et humide si propre au dégagement de l'ozône. Nous avons mis cet appareil à terre, et placé à ses côtés, sur des chaises, d'abord du papier trempé dans un soluté d'iodure potassique, puis de l'indigo et du prussiate jaune de potasse, et nous nous sommes couché sur un lit voisin de manière à être un peu au-dessus du niveau de l'ouverture du ballon. Contre notre intention, la température de l'appartement était alors montée de 25° à 34°. Au bout d'une heure d'attente, le papier d'iodure avait passé du blanc jaune au brun violet foncé, l'indigo était décoloré et effleuri sur ses surfaces, et le prussiate jaune offrait une coloration rouge : nous n'éprouvions rien encore nous-même. Une heure plus tard, ces réactions étaient plus marquées : nous sommes surpris de l'indifférence de nos sensations. Il était dix heures du soir. Nous débouchâmes le ballon et nous résolûmes d'attendre le jour dans cette position. La fatigue, la demi-clarté et la chaude température de la chambre nous plongèrent insensiblement dans le plus profond sommeil. D'abord notre repos fut calme, puis un affreux cauchemar s'empara de nous : il nous semblait être aux prises avec des géants dont les bras nerveux tordaient nos membres, étreignaient nos flancs et nous serraient cruellement la gorge ; nous faisions de violents efforts pour respirer et pour appeler à l'aide ; nos souffrances devenaient intolérables : c'était atroce ! Enfin, nous fîmes un dernier effort pour nous dégager, et le vertige nous monta au cerveau et nous réveilla.

Ces fantômes de notre imagination n'étaient que le cri d'angoisse des fonctions physiques vivement attaquées par les premières atteintes du mal que nous avions cherché.

Nos sensations étaient obtuses, notre mémoire cherchait en vain le fil de ce qui s'était passé ; la tête était lourde, la gorge brûlante et aride avec des picotements dans le larynx provoquant des accès de toux, perte totale des forces ; la respiration courte et pressée nous devenait par instant impossible ; c'était la prostration qui précède l'anéantissement par asphyxie. Tout à coup une violente commotion nous fait bondir du lit, des crampes atroces de l'épigastre et du diaphragme nous arrachent des cris sourds de douleur, notre voix s'éteint, nous avons des haut-le-cœur qui nous font frissonner et presque perdre connaissance, l'oppression devient excessive, des étincelles nous passent dans les yeux, puis des crampes dans les membres, des vomissements, des évacuations alvines aqueuses, mêlées de flocons albumineux, se déclarent ; suppression des urines, anéantissement du pouls, froid sur tout le corps, haleine glacée. Une heure et demie se passe ainsi.... les facultés intellectuelles se réveillent.... Nous jetons un coup d'œil rapide vers le ballon ; l'action de l'ozône sur les réactifs était terminée depuis longtemps, et le poison s'était répandu dans l'appartement au point d'en rendre l'atmosphère mortelle pour nous. Egaré, frappé de terreur et chancelant, nous faisons quelques pas pour saisir un point d'appui ; nos mains se posent sur le marbre de la cheminée ; une bougie brûlait devant la glace ; nos yeux s'arrêtent sur le verre ; nous reculons d'horreur !.... Ceux qui ont vu des cas foudroyants de choléra à la période cyanique algide se rendront compte de notre état. La peau était affreusement cyanosée et le facies amaigri et décomposé. Cependant l'énergie de la volonté prit le dessus. Une lueur soudaine éclaira notre esprit ; nous saisîmes vivement un flacon d'iode que nous vidâmes sur le parquet après en avoir fait deux ou trois profondes inhalations ; nous avalâmes ensuite trois pilules du spécifique antidote, et profitant d'un moment de répit du mal, nous bouchâmes hermétiquement le ballon ét nous l'exposâmes à l'air froid de la nuit en laissant ouvertes les fenêtres de l'appartement ; puis nous allâmes réveiller les gens de la maison qui se levèrent à la hâte pour nous porter secours.

Ce qui se passa après fut ce que chacun a pu observer dans une crise de choléra foudroyant arrêtée à temps par un remède sûr. Trois autres pilules prises à une demi-heure d'intervalle firent cesser le mal. Il ne nous restait le lendemain qu'une grande faiblesse et un amaigrissement remarquable du corps et de la face.

Quinze jours de convalescence nous remirent sur pied.

L'autocholérisation physiozonogénique, ou le choléra obtenu par la respiration de l'ozône produit chimiquement, prouve que ce poison est la cause et le principe morbide du choléra et des autres affections concomittantes.

A peine rétabli, nous cherchâmes à obtenir d'autres résultats de la cholérisation. Ayant produit le choléra asiatique épidémique le plus intense par la respiration de l'ozône en excès, nous voulûmes connaître les effets de la génération physiologique de ce poison, étudier l'action de notre spécifique antidote dans le choléra sporadique né de cette cause, et faire de la cholérisation physiozonogénique, dans ces deux cas, la prophylactique générale du choléra.

Nous prîmes pendant deux mois, chaque jour, une de nos pilules anti-cholériques. La première base de ce spécifique exerce son énergie sur le système nerveux ;

mais l'antidote de l'ozône qui s'y trouve adjoint comme seconde base, agissant sur les fluides, la fait pénétrer avec elle jusqu'aux dernières limites des plus profonds organes. Ces deux agents héroïques mis en présence éprouvent une modification catalytique dans l'arrangement particulier de leurs molécules élémentaires, qui facilite leur absorption et les fait se combiner avec la substance organique des tissus. Nos recherches sur les sécrétions et les excrétions des individus soumis à notre méthode, n'ont pas fourni, à l'analyse, de preuves de leur élimination de l'économie, laquelle a été de 19 sur 20 en opérant sur les mêmes produits appartenant à des individus soumis à l'emploi isolé de chacun de ces médicaments. En admettant, sans pouvoir encore l'expliquer d'une manière logique, ce phénomène d'absorption et de combinaison de ces deux agents associés dans leur administration interne, nous sommes arrivé à cette conclusion : que deux médicaments incompatibles dans les opérations du laboratoire, étant associés et introduits dans l'économie, et mis par l'effet de l'absorption et de la circulation, en présence de chaque molécule élémentaire du sang et des fluides, peuvent exercer l'un sur l'autre une impression de catalyse physiologique donnant d'autres résultats. Ce principe admis et prouvé par l'expérience nous suggéra l'idée de faire de nouvelles observations. Les effets de l'ozône constatés sur nous-même, nous voulûmes les expliquer en nous demandant si nous devions considérer comme étant la cause du mal, l'action électrique qui facilite le dégagement de l'ozône, ou s'il fallait la voir dans le mélange en excès de ce gaz avec les éléments de l'air, qui en raréfiant le principe vital de l'atmosphère, avait d'abord agit mécaniquement sur les organes de la respiration, et occa-

sioné ensuite ce trouble nerveux général qui avait produit successivement les autres symptômes du mal. Nous
nous arrêtâmes à cette dernière hypothèse en nous rap-
pelant que l'autocholérisation avait été sans effet sur
nous tant que l'ozône avait trouvé à se combiner avec
les réactifs placés autour de l'appareil à dégagement. La
crise violente qui nous avait saisi dès que l'ozône, ne
trouvant plus d'antidote à sa portée, s'était répandu dans
l'air de l'appartement, et la cessation comme par en-
chantement de tous les symptômes du mal après l'inges-
tion des pilules, nous confirma dans cette pensée, et fit
naître en nous le désir de tenter une seconde expérience, en tous points semblable à la première, après
avoir, au préalable, pendant deux mois, fait usage de
notre spécifique.

Nous remarquâmes pendant ces deux mois de prépa-
rations une augmentation notable des forces et de la
santé générale. Le jour venu, tout étant bien disposé,
nous attendîmes assis à côté de l'appareil les résultats de
l'autocholérisation. Comme à la première expérience,
au bout de deux heures, l'action de l'ozône sur les réactifs avait cessé. Pas le moindre malaise chez nous.
Rien encore au bout de quatre heures d'attente. Deux
heures après nous constatons à la gorge un sentiment de
chaleur qui se dissipe bientôt. Puis le sommeil nous
surprend et nous ne nous réveillons que cinq heures
plus tard, avec une impatience prononcée d'exercice
musculaire, et un besoin d'activité intellectuelle, comme
nous n'en avions jamais éprouvé dans les conditions or-
dinaires de notre existence. Dès lors prévoyant le parti
que la thérapeutique allait trouver dans l'emploi de ce
moyen préservatif et curatif du choléra, pour nous
mieux convaincre de son efficacité, nous cherchâmes

deux hommes assez courageux pour braver sans prépa-
ration le danger de la respiration de l'ozône. Deux étu-
diants de nos amis, eurent l'obligeance de répondre à
notre demande. Nous les plaçâmes tous les deux dans la
position que nous avions prise la première fois. En
moins de deux heures nous vîmes se déclarer chez eux,
avec une intensité foudroyante, tous les symptômes du
choléra ; mais nous attendîmes jusqu'à la période algide
avant de leur administrer le remède héroïque qui nous
avait guéri et préservé, lequel enraya aussitôt la maladie. Nous les priâmes le lendemain d'en continuer l'u-
sage pendant une vingtaine de jours, à la dose d'une
pilule par jour, ce qu'ils s'empressèrent d'accepter. Ce
délai expiré, ayant tous les deux foi dans le remède qui
nous avait rendu invulnérable et qui les avait sauvés,
ils allèrent au devant de nos désirs en sollicitant une seconde expérimentation. Cette fois ils s'endormirent à
nos côtés sans être inquiétés par l'ozône, et le jour nous
trouva dans le meilleur état de santé. Ces expériences
répétées pendant plusieurs mois sur d'autres personnes
non prévenues eurent constamment les mêmes résultats. L'absorption de l'ozône, dans les conditions que
nous avons expliquées, produisit les mêmes caractères
cholériformes, et l'usage journalier, pendant un mois,
du spécifique antidote, neutralisa complétement son action aux secondes épreuves. Que conclure de ces faits ?
L'autocholérisation ayant révélé la nature et les causes
du fléau, le point capital de la question se trouve résolu.
Le spécifique découle de l'analogie expérimentale. Mais
le choléra découvert et son remède trouvé, le retour du
fléau n'est pas moins à craindre ; l'imprévoyance et la
négligence peuvent lui jeter encore nombre de victimes.
Peu de personnes, en effet, s'il réapparaissait dans les

pays qu'il a si cruellement frappés il y quelques mois, seraient munies de l'antidote qui peut le combattre. Mais, pour celui qui tient à la vie ou qui redoute les tortures de cette affreuse mort, la cholérisation, c'est-à-dire l'usage journalier pendant quelques mois du spécifique, est une égide invulnérable. Les autres soins indiqués dans le système préservatif sont du domaine de l'autorité, la cholérisation appartient à tous. Chacun peut l'appliquer sur soi sans même consulter un médecin, et les médecins amis du progrès et de l'humanité peuvent l'expérimenter sur une large échelle et à leur tour la conseiller sans attendre l'attaque du mal. Le spécifique antidote en se combinant lentement avec la matière animale organique élémentaire, par sa triple action sur les phénomènes physiologiques peut devenir entre des mains habiles une sorte de panacée, et réalise pour le choléra avec encore plus de succès, l'action de la vaccine pour la variole.

La cholérisation ne produit pas, comme cette dernière, les symptômes moins graves d'une maladie analogue; elle ne greffe pas une affection morbifique sur une affection morbide; elle préserve sans entraîner nul inconvénient; elle guérit sans laisser trace de son passage et sans nécessiter l'œuvre de l'homme de l'art, ce qui a bien son importance. C'est la prophylactique rationnelle née de l'expérimentation avec le concours de la chimie, de la physique et de la médecine, ces trois sœurs jumelles dont l'accord parfait peut seul enfanter une thérapeutique toujours constante dans ses causes, toujours positive dans ses effets.

IV

GUÉRISON DU CHOLÉRA

Nous venons de voir les effets de l'ozône dans la météorologie du choléra. Le moyen préservatif à opposer au mal est naturellement celui que nous avons expliqué, l'antidote qui a le plus d'affinité pour ce poison, celui qui, par sa rapide combinaison avec l'ozône, annihile le mieux son influence délétère. Partant de ce principe, le traitement curatif n'aura besoin que d'un seul médicament réunissant par sa facilité d'absorption et son action générale, aussi rapide que l'attaque du mal, une double action :

1° Celle de rétablir l'équilibre d'action du système nerveux de la vie végétative, où est le siége principal de la maladie.

2° Le pouvoir de saturer en excès les fluides, et principalement le sang, de l'antidote aussi puissant qu'inoffensif que la circulation devra déposer dans toute l'économie, et notamment dans le poumon, pour qu'il s'y combine avec l'ozône et neutralise ses effets. Ainsi, sur le premier point, pour préserver une ville du fléau, l'administration n'aurait qu'à faire placer sur les lieux élevés d'alentour et sur les plus hauts monuments de la cité des quantités suffisantes des principaux réactifs de l'ozône.

1° Du sulfure de plomb qui formera du sulfate ;

2° Des protosels de fer qui passeront à l'état de peroxide ;

3° De l'indigo que l'ozône décolore par combinaison ;

4° De l'iode ou de l'iodure potassique.

L'iode volatilisé lentement à la température de 15° à 20° dans un appartement ou un rayon donné, est l'antidote le plus prompt et le plus certain de l'ozône.

Un fait constant le prouve : C'est qu'aux époques et dans les lieux où le choléra se déclare, l'air en est totalement privé.

A Alger en 1850, plus tard à Marseille, et dernièrement dans la Haut-Saône, à Chalon, Rive-de-Gier et à Paris, nous n'avons pas obtenu de trace d'iode en cherchant à retenir cet élément de l'air par le fer et le plomb, en opérant sur l'énorme quantité de 50,000 mètres cubes d'air ; tandis que dans les localités non frappées par l'épidémie, en opérant seulement sur 500 mètres cubes d'air, nous avons obtenu par le même moyen des réactions fortement iodifères. Et, si l'on examine les individus d'une même ville ou d'un même quartier où le fléau sévit, on remarquera que ceux dont l'apparence indique une prédisposition idiosyncrasique due à l'état aqueux des fluides où l'iode ou ses congénères existent rarement, on remarquera, disons-nous, que ceux-là succomberont les premiers. La double question du système préservatif et du traitement curatif du choléra, se pose donc nettement ainsi :

SYSTÈME PRÉSERVATIF

Premièrement. — Empêcher l'air respirable de trop

s'altérer, en détruisant toutes les causes qui peuvent dégager ou faciliter en excès la production de l'ozône dans
l'atmosphère :

1° Supprimer les cimetières, ou empêcher la putréfaction animale *en brûlant ou en embaumant tous les cadavres*.

2° Assainir le pays en desséchant au fur à mesure
tous les détritus végétaux et animaux, même ceux que
l'on réserve à fumer les terres, pouvant obtenir de ces
matières sèches de meilleurs résultats et sans conséquence fâcheuse alors pour la santé publique.

3° Donner un cours aux eaux stagnantes, et faciliter
le reboisement des montagnes et des forêts.

4° Remplacer la poudre détonnante dans tous ses
usages par la poudre fulmi-coton faisant moins de bruit
et qui n'imprime pas à l'air une vibration aussi forte,
chaque forte vibration déplaçant les molécules de l'air
et de la lumière, et produisant autant de secousses électriques qui facilitent le dégagement de l'ozône.

Secondement. — En cas d'invasion du fléau, faire
analyser toutes les substances alimentaires pour y dé-
céler la fraude; surveiller attentivement le travail et les
besoins de tous, et combattre l'épidémie par des moyens
généraux :

1° Faire en sorte qu'une nourriture saine et répara-
trice et qu'un logement salubre deviennent également
le partage du riche et du pauvre.

2° Que le travail manuel et intellectuel, là où il est
possible de l'ordonner, soient limités par l'état de santé
et la mesure des forces de chaque individu.

3° Se prémunir contre le froid en hiver, et contre la
chaleur en été.

4° Neutraliser l'ozône par de nombreuses volatilisations d'iode et l'exposition à l'air de ses autres réactifs, et ordonner que la cholérisation, cette infaillible prophylactique du choléra, soit partout mise en pratique par des médecins spéciaux désignés par l'autorité.

V

TRAITEMENT CURATIF

D'après les phénomènes généraux observés dans le cours d'une crise de choléra épidémique, nous voyons qu'aussitôt après la respiration d'un air contenant de l'ozône, ce poison, s'il est en faible proportion, déterminera une simple réaction dont les effets pourront varier des symptômes des maladies épidémiques des voies de la respiration ou des fièvres pernicieuses et de la cholérine, aux signes phénoménologiques du choléra. Le poison absorbé jusqu'à saturation des fluides, sans être neutralisé par un antidote, poussera rapidement la maladie vers sa fatale terminaison, en oxydant les principes constitutifs de l'ammoniaque du sang, pour en former de l'acide azotique qui, en quelques secondes, fera passer la matière colorante verte et la matière colorante jaune de la bile à cette teinte ardoisée qui caractérise la cyanose. Après la mort, l'ozône se dépose dans le corps qu'il a privé de vie jusqu'à extinction d'affinité moléculaire avec ses éléments. Ce qui explique le décroissement de l'épidémie lorsque le fléau, qui sévissait d'abord avec fureur, a fait assez de victimes sur un certain chiffre de population, et qu'il se trouve conséquemment dans cette atmosphère une quantité moindre de l'élément morbide. L'ozône introduit par la respiration dans le poumon y trouve le sang qui facilite son contact avec les ramifications nerveuses pulmonaires qui lui servent de conducteurs, à travers les ganglions et les plexus, pour arriver par irradiation dans les viscères abdominaux et thorachiques, et se diriger jusqu'au nerf grand sympathique qui dirige leurs fonctions, sur lequel s'exerce rapidement son influence morbide. Comme ce nerf et ces ganglions ne peuvent exprimer leurs souffrances qu'à l'aide des modifications des fonctions organiques qu'ils dirigent, les signes précurseurs et les symptômes les plus alarmants du choléra sont les conséquences des altérations plus ou moins profondes de ce centre nerveux, ou de l'une de ses parties, par l'action de l'ozône qui s'y est déposé et dont un seul atome élémentaire suffit pour en engendrer d'autres aux dépens de l'électricité vitale qu'il épuise et des fluides humoraux qu'il décompose et qu'il coagule.

C'est donc vers la moelle épinière en général et le nerf grand sympathique en particulier, qui constituent le point de départ de la maladie, que doivent être dirigées les spéculations théoriques et les indications curatives; l'élément dynamique rétabli, le trouble des fonctions organiques cesse. Le remède du choléra se compose donc, en première ligne, d'un agent thérapeutique exerçant sur la moelle épinière et le nerf grand sympathique une action vitale, puissante, continue et surtout sans secousses, capable par ses propriétés accessifuges d'empêcher le renouvellement du paroxysme, agissant secondairement comme antiputride et toxico-pyozoaire, pour débarrasser la muqueuse de l'estomac du mucus qui la recouvre et qui pourrait détruire sa faculté d'absorption, et de l'antidote de l'ozône agissant à la fois comme contrepoison du mal et régénérateur des fluides, associés à un correctif qui

les fasse tolérer en aidant leur action. Voici la formule
du spécifique qui nous a réussi sur les autres et sur
nous, et que d'avance, certain de ses effets, nous don-
nons comme supérieur à tous les remèdes secrets annon-
cés par les journaux pour mieux tromper la confiance
publique, et qui ne cachent souvent que l'ignorance et
la coupable ineptie de leurs auteurs.

SPÉCIFIQUE-ANTIDOTE

Métallum album kalicum ($2 KO, AsO^5$). . 0,20 centigrammes.
Iodoforme ($C^2 HI^3$) . . . . 1,00 gramme.
Acétate de morphine . . . . 0,20 centigrammes.
Miel blanc. . . . . quantité suffisante.

Mettez les trois sels dans un mortier, triturez pendant
dix minutes, ajoutez quantité suffisante de miel, et
faites-en 20 pilules. Nous recommandons l'exactitude
dans la posologie des doses marquées, comme condition
de succès, en considération de l'incompatibilité de ces
trois substances. En prendre une par jour dans une in-
fusion de thé ou de camomille, dans toutes les maladies
épidémiques des voies respiratoires, les fièvres pernicieuses et la cholérine, et une toutes les heures, jusqu'à
cessation de tous les symptômes, dans le choléra épidémique, n'importe à quelle période ; s'arrêter à la sixième,
faire en même temps des inhalations et des volatilisations
d'iode.

Nous regretterions de voir les médecins hésiter devant l'administration interne du spécifique-antidote que
nous venons de formuler. Le préjugé qui a existé jusqu'ici contre *Métallum album Kalicum* doit s'évanouir
par un examen mieux raisonné de son emploi, en face
des nouvelles expérimentations de la thérapeutique.

Certes, nous ne prétendons pas prouver que son usage à haute dose ne soit funeste, mais à la dose de 0,01 centigramme, ce médicament, qu'en raison de sa triple action chimique, galvanique et catalytique, aucun succédané ne peut remplacer dans le choléra, est sans danger dans l'état de santé aussi bien que dans l'état de maladie.

Des observations datant de plusieurs années nous ont montré que cet agent chimique, dans ces deux conditions, exerce sur l'organisme une influence salutaire. Des maladies de la plus haute gravité, rebelles depuis longtemps à tous les moyens employés, ont été enrayées rapidement par son usage, et tous les signes pathologiques de ces affections ont été bieutôt remplacés par l'emblème d'une santé vainement demandée aux autres remèdes connus dans leur traitement. Loin de nuire à la santé générale comme on l'a prétendu, *Metallum album Kalicum* donne un surcroît d'énergie à toutes les fonctions vitales; les forces augmentent, le corps acquiert rapidement ce degré d'embonpoint et ce teint florissant propre à chaque espèce de tempérament et que l'œil aime tant à rencontrer. Les facultés intellectuelles s'en ressentent nécessairement; l'intelligence est plus lucide, le caractère devient plus gai, les sentiments affectueux plus vifs, la respiration plus régulière et plus puissante; et ces changements si remarquables s'accomplissent en quelques semaines et peuvent durer toute la vie par un usage habituel de ce médicament. On peut donc le prendre et l'ordonner sans crainte. Quand il s'agit de la vie ou de la mort, de la souffrance ou du bien-être, le moindre retard, la plus courte hésitation du médecin peuvent être suivis de regrets et de remords.

Quant à l'*iodoforme*, encore à peu près inusité dans

le domaine thérapeutique, l'énorme quantité d'iode qu'il contient (9 dixièmes) et son innocuité sur l'économie, le posent comme l'antidote par excellence de l'ozône. Il se recommande d'autant plus qu'à son affinité chimique pour ce poison il joint encore une action fluidifiante sur le sang, la lymphe et la bile, et peut, dans le bouleversement des fonctions organiques des dernières périodes du choléra, empêcher la coagulation de ces fluides, et prévenir les précipités et les décompositions qui en sont la suite. Ce rapide examen suffira, nous l'espérons, pour engager les médecins à faire emploi de notre spécifique antidote du choléra, au moins dans les cas où les autres médicaments auraient été impuissants. L'effet en sera prompt; ce sera le succès de la science sur la maladie, le triomphe de la vie sur la mort ! Est-il une autre ambition pour le médecin ? Guérir; voilà son but. Guérir par tous les moyens possibles, avec sa part de science et les lumières des autres; guérir sans arrière-pensée, sans rivalité mesquine, sans jalousie homicide; guérir! c'est-à-dire se faire l'instrument docile et intelligent de la divinité, achever son œuvre d'immortelle création en retenant le dernier souffle sur les lèvres du moribond, lui rendre une nouvelle existence en réchauffant dans son sein une étincelle de vie prête à s'éteindre dans le dernier soupir arraché par les convulsions de la douleur et du désespoir; conserver un de ses membres à la société, rendre un père à ses enfants près de devenir orphelins, un époux à l'épouse presque veuve, un soutien et un guide à une famille que la perte d'un père ou d'une mère aurait plongée dans le deuil et livrée peut-être aux horribles tentations de la misère, en les laissant dans le morne isolement de l'abandon et dans une profonde et cruelle détresse. Et, pour accomplir cette tâche, la plus utile, la plus difficile, la plus sainte, il faut un grand fonds de dévouement et d'abnégation, au lieu de ce lâche égoïsme qui vient trop souvent s'asseoir sur les tombeaux pour spéculer sur la panique des esprits et extorquer au riche et au pauvre, par les annonces menteuses de ses remèdes secrets et sans vertu, l'or qu'elle irait chercher jusque dans les entrailles palpitantes des malheureuses victimes abusées et perdues par ses mensonges. Il faut tous marcher avec une ardeur égale vers le progrès possible et entrevu, et montrer au grand jour, pour les soumettre au jugement et à l'expérience de tous, les découvertes glanées en chemin. La vérité utile ne craint pas la lumière; seul le mensonge cherche l'ombre et se cache. Il faut encore faire de la science un sacerdoce, et obéir à ses généreuses inspirations, au lieu d'écouter ce mauvais sentiment de haine, de contradiction systématique, qui trop souvent a comprimé l'essor des novateurs sincères et philanthropes qui ont annoncé des vérités que le temps et l'expérience ont consacrées, mais que le fatal esprit d'opposition de leur siècle avait méconnues, pour le malheur de la société, au préjudice de la vie et de la santé des hommes.

Ah! quand on y songe dans le calme de la réflexion, quel affreux saisissement s'empare de nous en regardant passer l'une après l'autre tant d'illustres victimes que l'épidémie a emportées dans tous les royaumes! Quel désolant tableau que celui de tous les infortunés jetés dans la tombe avant l'heure, en emportant les regrets de leurs concitoyens, les espérances de leurs malheureuses familles, et les larmes de tous leurs amis. Non, jamais l'œuvre de destruction n'a marché plus vite qu'avec l'aide du choléra et de ses redoutables auxiliaires. Dix siècles de désolation par la peste, à de longs

intervalles, ont tranché moins de vies que ce fléau vo-
race n'a fait de morts en quelques années. La peste ne
porte ses ravages que sur certains pays, et ne s'étend
jamais au delà de certaines limites ; mais le choléra
frappe partout, ravageant les villes les plus peuplées,
les bourgades les moins considérables, sévissant sur le
pauvre, n'épargnant pas le riche, allant des plus profonds vallons au sommet des plus hautes montagnes,
sans s'inquiéter des saisons, des climats chauds ou froids,
se montrant, d'après les lois que nous avons expliquées,
dans les lieux différents où les extrêmes de deux genres
de vie opposés peuvent donner aux individus une prédisposition organique semblable, attaquant ceux épuisés
par la débauche et l'intempérance et ceux vivant dans
les mortifications du jeûne et de la chasteté, le fléau a
paru partout où l'ozône a pu lui donner naissance, et a
frappé indistinctement sur tous ceux, riches ou pauvres,
forts ou faibles, bien portants ou malades, qui, par des
causes souvent contraires, se sont trouvés doués d'une
idiosyncrasie nerveuse, idiopathique ou chimique, qui a
subi sans la combattre l'influence morbide du poison.....
Les ailes du monstre assombrissent le ciel d'un bout du
monde à l'autre, son soufle mortel tue sous toutes les
latitudes, sa présence fait frémir la nature entière, et
son approche, épouvantant les hommes, les chasse devant lui comme les feuilles d'automne balayées par
l'ouragan. Pensée horrible ! blasphème impie ! Des
hommes instruits, des médecins qui devraient douter
moins que d'autres de l'avenir de la science, n'ont
pas craint d'annoncer que *la Providence a tracé sa
marche au fléau, et qu'il n'appartient pas à l'homme
de l'arrêter !* Aveugle insensé qui niez le jour. Ah !
taisez-vous si votre impuissance ne sait donner à votre

parole que les couleurs sinistres du désespoir, et si votre langue inepte doit devenir un motif de calamité publique, arrachez-la plutôt, et donnez-la à dévorer au ver rongeur du septicisme, cet avorton sans âme du matérialisme. Non, la Providence ne veut pas le mal ni la perte des hommes ! elle ne s'appellerait pas la Providence s'il en était ainsi. Regardez autour de vous, ouvrez le grand livre du siècle, et niez après le doigt de Dieu qui nous guide; fermez vos yeux éblouis par ces faisceaux de lumière que toutes les sciences, filles du ciel, font rayonner d'en haut sur la terre, et dites encore, si vous l'osez : Le monde est dans les ténèbres, l'humanité marche au hasard, l'ombre nous couvre et nous couvrira toujours. Ne vaudrait-il pas mieux annoncer l'espérance et la foi, et, payant de courage et montrant l'exemple, sortir de cette apathie funeste pour marcher à la conquête de la vérité? La médecine ne serait-elle qu'une chimère? n'a-t-elle pu jamais découvrir l'inconnu? à quoi serviraient donc les leçons du passé? Quittez cette voie aussi fatale aux autres qu'à vous-même. Connaissez mieux l'ennemi qu'il faut combattre. Le choléra est connu à Batavia depuis le seizième siècle, où on l'a appelé successivement *mortexi* et *sitanga*, et il est resté longtemps endémique dans cette contrée où il avait pris naissance et borné ses ravages. Mais, en 1817, il se déclara soudain dans l'Inde, à Jessore, à l'embouchure du Gange, puis il parcourut toute l'Asie, pénétra en Europe par la Russie, et fit rapidement le tour du monde. Il a paru pour la cinquième fois à Paris, et pour la septième et huitième fois dans d'autres provinces en 1854. Il semble s'étendre de plus en plus à chaque nouvelle invasion, mais le nombre de ses victimes est relativement plus faible que dans les commencements. Si l'ozône, qui

est sa véritable cause, se condense chaque jour en plus
forte proportion dans l'atmosphère, et rend les attaques
du fléau plus redoutables et son retour plus prochain,
quand nous le voyons frapper un plus grand nombre
d'individus et que nous comptons relativement moins de
morts que dans le passé, n'est-il pas rationnel de conclure que la médecine est en voie de progrès?.... Plus
de découragement capable de jeter l'épouvante parmi
les populations. Travaillons unis, expérimentons de con-
cert, et, quand vous aurez vu la guérison suivre l'administration du spécifique-antidote que nous indiquons à
tous nos confrères, et le fléau disparaître et se perdre
par notre système de préservation, alors rétractez-vous
pour l'acquit de votre conscience et la tranquillité des
hommes. Il est écrit dans les destinées éternelles que la
lumière se fera sur terre par l'homme et pour l'homme,
et, croyez-le bien, la lumière s'est faite! Elle se fera encore tôt ou tard. Tôt ou tard vous la verrez vivifier de
ses rayons et rajeunir notre enveloppe mortelle, pour
nous assurer tous les éléments du bien-être matériel et
de ce bonheur calme et durable qui a été et qui sera,
jusqu'à son accomplissement, le rêve possible et l'espoir
de toutes les générations.

Ici finit la première partie de notre tâche. Puisse-t-elle
remplir le but d'utilité que nous lui avons reconnue, en

attendant que nous puissions trouver le temps nécessaire
à classer les matériaux et à décrire les faits que nous
avons recueillis depuis six ans, pour appuyer la nouvelle théorie médicale que nous avons l'intention de
publier un jour.

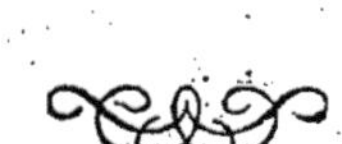

Paris. — Imp. Bailly, Divry et Cᵉ, place Sorbonne, 2.